8

15487

Te 163
213 (12)

LK7

*

ESSAI HISTORIQUE

SUR LA VILLE

DE BAGNÈRES,

DÉPARTEMENT DES HAUTES-PYRÉNÉES

ET

SES EAUX MINÉRALES.

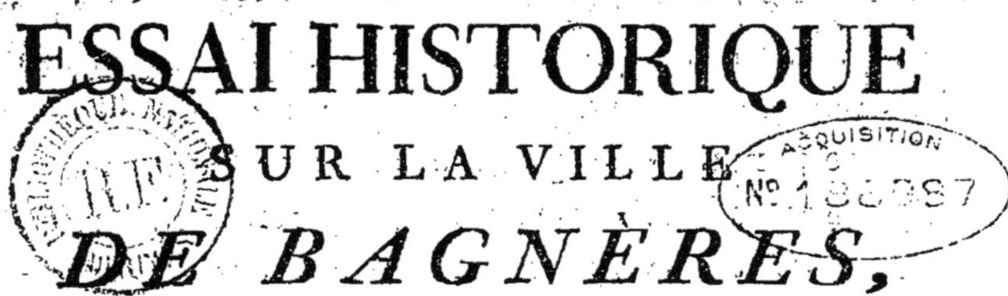

Par le J. F. LASPALES, Prêtre &c.

Lᴀ Ville de BAGNÈRES prouve son existence avant l'an 695 de la fondation de Rome. Les Romains, en y arrivant, la trouvèrent peuplée, et lui donnèrent le nom de *Vicus aquensis*, à cause de la multiplicité des sources qu'ils y virent jaillir de toutes parts. Chenu (1) prétend que c'est pour la distinguer de Bagnères de Luchon, qu'ils appelèrent *Vicus Convenarum*. La preuve de cette dénomination est consignée dans une inscription latine, gravée en caractères romains, sur un grand blot de marbre, en ces termes : *Numini Augusti sacrum, secundus Sembedonis filius nomine Vicanorum aquensium et suo posuit*. On voit par cette inscription, que le peuple de Bagnères, conformant son culte religieux à celui de Cesar, a

____

(1) Pag. 602.

A

cherché à lui plaire , et se concilier ses faveurs , en érigeant un temple à Diane , divinité favorite de ce nouveau maître. L'inscription ne nomme point Diane ; mais une pareille dédicace faite par les habitans de Narbonne, nous l'apprend. *Plebs narbonensis aram numini Augusti dedicaverunt , legibusque quæ infrà scriptæ sunt..... Eodemque loco et dono est , quo ara Dianæ in aventino.* (1)

Ce temple fut construit sur la place publique appelée de Saint-Martin, où il subsista jusques à l'établissement de la loi évangélique dans les Gaules. Dans la suite, ce temple fut converti en une église , dédiée à l'honneur de Saint Martin de Tours ; dans les murailles de laquelle, l'inscription *numini Augusti* demeura incrustée jusques en 1641 , qu'elle en fut arrachée pour la transporter sur la fontaine publique que l'on fit construire à la porte de la ville, appelée anciennement de Begarie, aujourd'hui Portail-dessus.

La critique la plus sévère ne saurait attaquer cette inscription , ni celle dont on parlera ci-après , parce que ces sortes de preuves ont toujours été regardées comme les plus authentiques , et les garants les plus assurés de la vérité qu'elles attestent. Pour en conserver la mémoire, Oihenart les a transcrites mot à mot dans sa notice de l'une et l'autre Gascogne(2).Scaliger, l'un des plus savans critiques et des plus érudits de son siècle, les a publiées par la voie de l'impression ,

---

(1) Antiquités de Narbonne, pag. 687 et 688. —— (2) Chap. 4.

dans ses leçons sur Ausone (1) et Marca en fait mention dans son histoire du Béarn. (2)

Le passage de France en Espagne, qui se trouve dans les Pyrénées, du côté de Campan et de la vallée d'Aure, désigné par Marca, (3) a toujours fait regarder la ville de Bagnères comme la clef de la plaine de Bigorre : en conséquence les Comtes souverains du pays l'ont constamment comblée de priviléges et de bienfaits. Elle a toujours eu ses remparts, ses bastions, ses fossés et ses ponts-levis ; elle peut prouver qu'elle s'est maintenue sans interruption dans cet état, jusqu'au commencement du dernier siècle, que ses ponts-levis furent remplacés par des ponts de pierre. (4)

Tous les écrivains qui ont connu cette ville, lui ont rendu justice..... Froissard la qualifie de *bonne grosse ville fermée*. (5). Montagne, un des plus célèbres écrivains de son siècle, après avoir parcouru tous les lieux de l'Europe, où il existe des eaux minérales, se décide pour celles où il y a plus d'aménité de lieu, commodité de logis, de vivres et compagnies ; Comme sont, dit-il, en France, *les bains de Bagnères* ; en la frontière d'Allemagne et de Lorraine, ceux de *Plombières* ; en Suisse, ceux de *Bade* ; en la Toscane, ceux de *Luques* ; et spécialement ceux de *la Villa*. (6). Le poëte Dubartas en fait la description suivante :

---

(1) Chap. 6. — (2) Liv. 1.er chap. 10, pag. 40. —(3) Liv. 9, chap. 1.er, pag. 801. — (4) Arch. de la maison de ville. —(5) Liv. 3, chap. 3, pag. 7. — (6) Tom. II, liv. 2, chap. 37, pag. 692.

Bagnères la beauté, l'honneur, le paradis
De ces monts sourcilleux, dessus lesquels jadis
L'Hercule des Gaulois, non le bâtard d'Almene,
Caressa, comme on dit, la princesse Pyrénne.
Du pere des Gaulois, qui parfaits généreux
Se montrent dignes fils d'aïeux si valeureux.

Et pour peindre l'heureuse situation de la ville, il ajoute :

Les monts enfarinés d'une neige éternelle,
Là flanquent d'une part : la verdure immortelle
D'une plaine qui passe en riante Beauté.
Le vallon Pénean la ceint d'autre côté.
Elle n'a point maison qui ne semble être neuve,
L'ardoise luit par-tout : chaque rue a son fleuve,
Qui clair comme cristal par la ville ondoyant,
Va toute heure qu'on veut, le pavé balayant :
Et bien qu'entre son flot aussi froid que la glace,
Et le bain chasse mal, on trouve peu d'espace,
Il retient sa nature et ne veut tant soit peu
Mélanger, orgueilleux, son froid avec son feu.

Marca (1) la qualifie de gentille et agréable ville de Bagnères, qui a obligé le poëte Dubartas d'en faire la description. Il dit encore qu'elle était connue aux Romains, et recommandée par l'abondance et la salubrité des bains. Enfin, Castelpert, médecin de Bordeaux, dans la description de Bagnères et de ses eaux minérales, la regarde avec Montagne, comme la métropole des eaux minérales de France. (2)

---

(1) Liv. 1.er, chap. 10, art. 9, pag. 40. --- (2) Premiere part. pag. 120.

Non-seulement la ville de Bagnères , l'abondance et la salubrité de ses bains étaient connues des Romains , comme l'assure Marca ; j'ajoute encore que c'est aux Romains, que les habitans du pays sont redevables d'avoir appris à faire usage du précieux trésor qu'ils avaient chez eux ; mais qu'ils ne connaissaient pas. On lit dans la bibliothèque des romans grecs , traduits en français, (1) la note suivante : » Quelque part qu'aille Cesar-Auguste, sur les bords « de la mer Caspienne, au promontoire de Soldéis , « ou à l'extrémité de l'Afrique, la gloire l'accom- « pagne par-tout ; témoins les eaux de Pyrénées ; « les habitans n'osaient pas s'y baigner ; mainte- « nant elles servent de bains aux deux continens. » L'Europe et l'Asie, l'Afrique était une partie de l'un et de l'autre.

Les Romains ne tardèrent pas long-temps à éprouver les heureux effets des bains qu'ils pratiquèrent à Bagnères , dès leur arrivée dans le pays. Un malade qui y rétablit sa santé , y laissa un monument de sa reconnaissance aux nymphes auxquelles il se croyait redevable de ce précieux avantage : c'est une autre inscription en caractères romains, gravés sur du marbre , de la teneur qui suit : *Nymphis pro salute suâ , Sever. Seranus. V. S. L. M.* (2) Ce monument existe sans aucune altération. Anciennement, il était bâti dans la muraille de la ville , à côté de

---

(1) Tom. 9 , 220. -- (2) { V.   S.   L.   M.
Votum. Solvit. Lubens. Merenti.

(6)

la porte de Salies ; et lors de la démolition de cette porte, on le plaça à l'angle nord-ouest de la maison de feu Adorret chirurgien , où il est encore.

Tous les écrivains qui ont parlé de Bagnères , ont rendu hommage à la célébrité et à l'efficacité de ses bains et de ses eaux minérales. Marca dit que les bains de Bagnères , Barèges et Cauterez , sont très-salutaires pour la guérison des paralysies, des ulcè-res et des maladies qui proviennent d'humeur froide. (1). Mais Dubartas entre dans un détail plus parti-culier des maladies dont ces eaux et ces bains opè-rent la guérison, par les quatre vers suivans :

> Où la femme stérile, où le paralytique,
> L'ulcéré, le gouteux, le sourd, le sciatique,
> Quittant du blanc soleil l'une et l'autre maison,
> Trouve sans débourser sa prompte guérison.

M.r Theophile Bordeu , fils , médecin chirurgien , docteur de Montpellier , déclare dans sa 28.e lettre , pag. 200 , qu'il connaît réellement le mérite des eaux de Bagnères , qui en ont beaucoup ; qu'elles sont excellentes ; que la quantité des malades qui s'y réta-blissent l'en convainquent , et les qualités qu'il leur reconnaît la lui indiquent.

M.r Raulin , traité des eaux minérales de Verdu-zan , dit que les eaux de Bagnères , Barèges et Cau-terez , brillent d'une ancienne réputation des mieux méritées. Pag. 4.

---

(1) Liv. 9, chap. 1.er pag. 801.

L'auteur de l'essai sur la minéralogie des monts Pyrénées, pag. 170, dit, que personne n'ignore le grand concours de monde que l'on voit aux eaux de Bagnères, durant l'été, et une partie de l'automne, elles sont des plus fréquentées du royaume.

Avant que l'on n'eût découvert l'art de décomposer les eaux, par le moyen de la chimie, on n'en employait d'autre pour connaître les propriétés et les vertus des eaux minérales, que celui indiqué par la nature : l'expérience, qui est l'art des arts, parce qu'il est impossible de mieux connaître radicalement une cause quelconque, que par les effets qu'elle produit. Telle est la méthode que le sieur Descaunets, chirurgien de Bagnères, a suivie dans son traité de la propriété et effets des eaux, bains doux et chauds de Bagnères et Barèges. Cet ouvrage, le premier qui a paru dans ce genre, a été si favorablement accueilli, que l'auteur lui-même a été obligé d'en donner une quatrième édition. M. J. Lebrun, docteur en médecine, son petit-fils, le fit réimprimer en 1793, avec un discours préliminaire, contenant son opinion, sur les eaux minérales des hautes et basses Pyrénées, et des observations sur le sentiment erronné de quelques personnes, au sujet des eaux minérales de Bagnères.

MM. Xavier Salaignac, le cadet, et d'Orbessan ont publié du depuis leurs analyses des eaux de Salut; et M.r Campmartin, la sienne sur les mêmes eaux, celles du Grand-Pré, de Lanes et de Lasserre.

MM. Venel, célébre professeur de Montpellier, et Baïen, chimiste, apothicaire des armées, envoyés par le gouvernement, pour faire la visite et l'analyse des eaux minérales du royaume, arrivèrent à Bagnères, le 17 août 1754, et employèrent 28 jours pour y remplir leur commission. Le 16 juin 1777, MM. Raulin, médecin ordinaire du roi, inspecteur général des sources minérales du royaume, et Montau, chimiste, députés par le gouvernement, se rendirent à Bagnères, pour vérifier les sources minérales : principalement celles appelées de la Reine, du Petit-Bain et de Saint-Roch. Ils trouvèrent la source de la Reine trop chaude ; mais qu'on pouvait facilement la modérer, en la conduisant plus bas, et y faisant des réservoirs ; que celle du Petit-Bain, pouvait être utilisée, en y faisant un bain de vapeur ou étuves, avec toutes les commodités nécessaires ; et qu'à côté du bain de Saint-Roch, il serait construit un bain de boues à plusieurs cases, couvert d'un toit en appentis. En conséquence, le 9 juillet suivant, il fut arrêté au conseil de ville, que MM. les maire et consuls s'adresseraient à M. le contrôleur général et à M.ᵣ Amelot, ministre et secrétaire d'état, pour les supplier d'obtenir du roi, un ordre qui enjoignît aux PP. Capucins de Medoux, de céder à la ville, l'hospice qu'ils avaient à Bagnères, à la charge par la communauté, de leur donner en remplacement, une maison en ville équivalente à leur hospice. (1) Ce magnifique projet si utile à l'humanité et aux intérêts de la ville, a resté sans exécution.

Les eaux et les bains de Bagnères ont acquis une réputation et une célébrité si étendues, qu'on y a vu affluer, de tous les temps, et de toutes les parties du monde, des malades de tous les âges, de tous les sexes, de tous les rangs, de tous les états et de toutes les conditions, depuis le trône jusques à la chaumière. Suit la nomenclature par ordre des dates.

On ne connaît point d'autre personnage plus ancien que Severe Seranus, auteur de l'inscription, *Nymphis pro salute suâ.*

Centulle III, comte de Bigorre, était à Bagnères, le 4 de nones de mai 1171. (2)

Esquivat II, comte de Bigorre, y était le 4 des calendes d'octobre 1252, et le 11.ᵉ jour avant les nones de septembre 1262. (3)

Henry de Transtamare, roi d'Aragon, était à Bagnères en 1367, et n'en partit qu'en 1368. Il y séjourna près d'un an. (4)

Jean et Catherine, roi et reine de Navarre, comte et comtesse de Bigorre, y étaient en 1492. (5)

Henry, roi de Navarre, comte de Foix et de Bigorre, y était dans le mois de mai 1551. (6)

---

(1) Arch. de la ville de Bagnères. — (2) *Ibidem.* — (3) *Ibidem.* (4) Froissart, pag. 302 et 304. — (5) Arch. de la ville. — (6) *Ibid.*

La reine Jeanne de Navarre était à Bagnères dans le mois de juin 1567. (1)

Henry le Grand, roi de Navarre, a parcouru plusieurs fois, dans sa jeunesse, toutes les eaux minérales des Pyrénées. Il était à Bagnères en 1583. (2)

Le 13 mai 1686, le maire de Bagnères reçut avis de la part de M. de Ris, intendant, que le roi Louis XIV devait se rendre aux eaux de Bagnères dans le mois de juillet suivant, pour y rétablir sa santé. En conséquence, la ville fit faire toutes les réparations nécessaires aux bains et autres lieux publics. (3)

En 1711, M. le maréchal de Montrevel donna ordre aux maire et consuls de Bagnères, de faire tous les préparatifs nécessaires pour recevoir la reine d'Espagne, qui devait venir aux eaux minérales de leur ville pour rétablir sa santé. Les préparatifs furent faits, mais la reine n'arriva point. (4)

M. le duc du Maine était à Bagnères en 1675, 1677 et 1681. — M. le duc de Chartres et madame son épouse, y étaient en 1746. — Madame la comtesse de Toulouse, en 1750. — M. le prince Dalbeuf, en 1679. — Et madame la princesse des Ursins, en 1712. (5)

M. le maréchal d'Ornano y était en 1606. — Madame la maréchale de Gramond, en 1660. — M.

<hr>

(1) Archives de la ville. — (2) — (3) — (4) — (5) *ibid.*

(11)

le maréchal d'Albret et madame son épouse , en
1671. — M. le maréchal de Créqui , en 1684. — M.
le maréchal de Montrevel , en 1705 et 1708. — Madame la maréchale de Barvick , en 1712. — M. le
maréchal de Biron , en 1746. — M. le maréchal de
Richelieu , en 1758. — Et M. le maréchal de Monchy,
en 1784. (1)

M. le duc de Pernon était à Bagnères en 1627.
— M. le duc de Lavalette , en 1632. — M. le duc
d'Alvi , en 1633. — M. le duc de Roquelaure ,
en 1681. — M.me la duchesse de l'Auragais , en
en 1762. — M.mes les duchesses de Noailles et de
Duras , en 1782. — M. le duc et M.me la duchesse
de Laforce , en 1790. — M. le duc de Narbonne et
M.me son épouse , en 1792. — M.me la duchesse
de Gramond , en 1760. — M. le duc Maillé , lieu-
tenant-général , en 1790. (2)

M. l'archevêque de Reims , en 1726. — M. l'archevêque d'Auch , en 1746. — M. l'évêque d'Aire ,
en 1746. — M. l'évêque de Rennes , en 1766. — M.
l'évêque d'Orléans , en 1789. — M. l'évêque de
Lombés , en 1790. — M. l'évêque de Comminges ,
en 1790 et 1791. — M. l'évêque de Leytoure , en
1792. (3)

Je pourrais nommer ici des individus de presque
toutes les anciennes maisons , et les plus distinguées

----

(1) Archives de la ville. — (2) — (3) *ibid.*

de France : la liste en serait un peu trop longue. D'ailleurs , il est de notoriété publique qu'il se rend à Bagnères de sept à huit mille ames dans les deux saisons de chaque année. Ce grand concours de monde était connu de M. Théophile Bordeu , le fils ; il semble même qu'il en était peiné ; il écrit dans sa 27.e lettre : « Vous savez combien Bannières est
» à la mode ; on attend les saisons avec impatience ,
» on fait des provisions et des parties , pour aller
» se réjouir dans une ville où il y a réellement
» très-bonne et très-nombreuse compagnie , pendant
» l'été : la liberté du pays , la mode , le goût , tout
» porte à faire connaissances ; on se lie avec les
» étrangers , on est bientôt amis ; on y vit bon mar-
» ché, tout y abonde. » (1) Je finirai ma nomenclature par quelques étrangers des royaumes environnans.

M. le marquis d'Aytone , grand d'Espagne , était à Bagnères en 1747. — Monsieur le marquis d'Arreza , en 1753. — M. Toussaints d'Avrillon , maître de langue des pages du roi d'Espagne. — M. Catalan , contrôleur de bouche du même roi. — Dom Hoan de Dios de Landebura et son épouse. — Dom François-Xavier de Villanova. — Dom. Joseph-Marie de Cadaslo , espagnols , en 1789. — M. Dadelmont. — M. Mathieu. — M.r et madame Gendre. — Dom George Natali. — M.me Mougue. M.me de Agula. — M. George Imré. — M. Corner

____

(1) Archives de la ville , pag. 187.

de Larrieu. — M. et Mme Carpio, et leur fille. —
M. Lopé-Mazaredo.—M. Brux.—M. Gabriel le Lievre.
— M. Bernard et son épouse. — M. et Mme Fo-
requas, et deux de leurs filles. — Mme Tarbé de
Saint-Caune. — Dom Hoan Miquet. — Francisco
de Lado, espagnols, en 1792.

Anglais : M. Bingham. — M. Jouston. — Mme
Ylarley.—Milord le colonel Strull et son épouse.—M. et
Me Richardson, et leurs enfans.—M. et Me Soliban,
et leur oncle. — M. Cletheron. — M. Eden, am-
bassadeur d'Angleterre en Espagne, madame son
épouse, et toute sa famille. — M. Maïr, en 1789.
— M. et Mme Richardos, et deux enfans. — M.
Johuston. — Mme Anderson. — Mme Harlay.—
M. Belleaw. — Mme Haward. — M. Denis. — M.
Joston, anglais, en 1790. — Mme de Kearney et
ses deux filles. — M. et Mme Kaff, et leur fils. —
Mme Sherer. — Mme Anderson. — M. Elliot. —
M. et Mme Saint-Fort, anglais, en 1791. —
M. de Asy. — Mme Lacroix. — M. Glistanes et ses
deux filles. — M. Wast, anglais, en 1792. — M.
Bourke, irlandais, en 1789. — M. de Bethman,
russe, consul impérial, en 1789 et 1790. — M. de
Labkost, brigadier des armées impériales de Russie,
et Mme son épouse, en 1789.—M. Wurtembey,
vice-consul de Prusse, en 1789.... Mme la comtesse Tyskuwiez, née princesse Poniatowiska,
polonaise, en 1789....... M. et Mme Colmar,
allemands. — M. Mathiessen, de Hambourg, en

1791.... Mme de Millo , de Monaco , en 1791....
M. Winard - Moreau , de Liége , en 1793. (1)

Comme les effets produits par les eaux et les bains de Bagnères , sont l'analyse la plus infaillible et la plus vraie que l'on en puisse faire , on trouvera ci-après , source par source , selon l'ordre alphabétique , toutes les guérisons qu'elles ont opérées , appuyées sur des preuves publiques qui ne peuvent raisonnablement être suspectées.

BAINS D'ARQUÉ.

UN doreur , âgé de 42 ans , d'un tempérament bilieux , atteint depuis plusieurs années de la sciatique , en fut délivré par un long usage des bains de la fontaine d'Arqué. Bordeu , tom. 1.er , pag. 185 , et Descaunets , 4.e édit. pag. 40.

BAINS D'ARTIGUELONGUE;

AUJOURD'HUI PINAC.

UN paysan , âgé de 42 ans , d'un tempérament bilieux et sujet à une colique bilieuse , fut guéri assez promptement en prenant chaque matin deux prises de cette eau , et la troisième au Petit-Bain. — Une demoiselle d'Auch , âgée de 40 ans , d'un tempérament sanguin , sujette à des érésypèles , trouva sa guérison aux eaux et bains d'Arti-

____

(1) Archives de la maison de ville.

guelongue. Descaunets , lieu cité , pag. 25. — Une femme affligée d'un asthme catarreux, fut guérie après avoir usé pendant 10 jours des eaux d'Artiguelongue. — Un homme du Béarn , âgé de 52 ans, ayant essuyé un déplacement de la tête de l'humerus , avec la cavité glenoïde de lomoplate , fut disposé par les bains d'Artiguelongue à souffrir l'opération , et se retira parfaitement guéri. *Ibidem* , pag. 84 et 85.

Augustin Dumont, attaqué d'un rhumatisme aux genoux , qui s'étendait jusques aux jambes , après une douzaine de bains pris à la source n.º 5 , et ensuite du n.º 2 des eaux minérales de Pinac, se retira considérablement soulagé. — Bernard de Laurencene, d'Uzós en Béarn , avait six ulcères fistuleux en bas et autour de sa jambe gauche, au-dessus des malléolles ; les environs de ces ulcères étaient recouverts d'écailles et de croûtes dartreuses ; il se retira parfaitement guéri , après avoir fait usage des bains de la source n.º 5. — Le sieur Tauzin , ancien officier d'infanterie , de Batsoues, âgé de 65 à 70 ans environ , était attaqué d'un rhumatisme au genou ; il ne marchait qu'avec peine , à l'aide d'un bâton ; trois bains au n.º 2 suffirent pour le faire marcher avec assez d'aisance. — Le sieur Monsarrat , de l'Estelle en Béarn , était journellement tourmenté d'une colique violente depuis deux heures jusqu'à dix du matin ; il éprouvait encore de douleurs aigües aux lombes. Dès le premier bain au n.º 2, la colique disparut dans le bain même. Le lendemain, il n'en ressentit qu'une légère atteinte de courte durée; après le second bain, elle disparut sans retour. La douleur aux lombes avait considérablement diminué dans ces deux premiers bains. — Jean Savoie, marchand quincaillier, de environs de Mâcon, avait son pied droit enflé, avec rougeur. La douleur était si vive, qu'il ne pouvait s'y appuyer d'aucune façon. Après cinq douches prises au n.º 4, il commença à se servir de son pied et à marcher sans béquille. — Le sieur Perés, de Vic-Fezensac, atteint d'un rhumatisme au poignet et au genou du même côté, avec enflure, se retira parfaitement guéri, après sept bains. — Le sieur Guillamade, de Toulouse ou des environs, était affecté d'une langueur et d'une faiblesse d'estomac, qui l'obligeait à manger de grand matin, pour l'empêcher de tomber en défaillance. Il avait perdu l'appétit, son cœur était saisi d'une palpitation effrayante, et ses jambes étaient si faibles, qu'il avait de la peine à marcher. Les eaux et les bains de la source n.º 5, rétablirent son estomac, lui rendirent l'usage des jambes, et firent disparaître presque en entier la palpitation du cœur. — Bernard Bauchet, boucher d'Auch, était attaqué d'un rhumatisme au bras, qui l'empêchait de porter sa main à la tête. Dès le second bain au n.º 6, il put ôter librement son chapeau, et la continuation du remède le guérit entièrement. — Le sieur Baqué,

tailleur,

tailleur , de Castelnau-de-Magnoac , était affligé d'un rhumatisme général, qui l'empêchait de se remuer sans éprouver les plus vives douleurs. Onze bains au n.º 2 , lui rendirent l'usage des jambes , avec une considérable diminution des douleurs , et quatre autres bains opérèrent presque son entière guérison. — Le sieur Pauillac aîné , maître de poste à Auch , atteint d'un rhumatisme général qui l'empêchait de s'habiller sans secours , seize bains au n.º 2 , le rétablirent dans une parfaite santé. — Bernard Sadirac , de Verlus près Barcelonette , d'une complexion pulmonique , était habituellement tourmenté d'une rhume de poitrine avec toux , oppression et difficulté de respirer ; l'usage des eaux de Pinac , le délivra de tous ces symptômes. Jean Lacaze , charpentier , du même lieu de Verlus , atteint , depuis plusieurs années , d'une douleur rhumatismale au bras droit , ne pouvait s'habiller seul , ni porter sa main sur la tête , il se retira guéri après dix bains. — François Bertin , cultivateur , de Mouches près Mirande , était attaqué d'un rhumatisme au bras et à la cuisse du côté droit , sa main gauche était engourdie sans presque aucun sentiment , et ses doigts enflés ; les bains et les douches de Pinac firent disparaître toutes ces infirmités. — Le sieur ..... avait eu une gale opiniâtre à l'armée ; une démangeaison des plus cruelles l'empêchait de dormir ; les eaux de Pinac le rétablirent en parfaite santé. — Le sieur Burot , de Mirande , était sujet à

des crampes presque continuelles , qui l'incommo-
daient beaucoup ; une douzaine de bains chez Pinac ,
firent disparaître cette incommodité. — Bernarde
Desés , de Verlus près Mirande , âgée d'environ 60
ans , d'un tempérament sec , était atteinte de douleurs rhumatismales aux pieds et aux mains , dont
elle ne pouvait plus se servir ; l'usage des bains de
Pinac et des eaux en boisson pendant 12 jours , lui
procura une guérison complette. — Joseph Lagar-
dère , de Saint-Clément près Mirande , se trouva
considérablement soulagé , après quatre bains , d'une
violente douleur de sciatique. — Jeanne Bordes , née
Rosis , du lieu de Biran près Gigun , âgée de 54
ans , était affligée d'une douleur rhumatismale à la
cuisse et jambe gauches , depuis deux ou trois ans ;
elle ne pouvait plus marcher qu'à l'aide d'un bâton :
huit bains la firent marcher avec la plus grande
aisance , et quelques-uns de plus la délivrèrent de
son rhumatisme. — Jean Debats , de Valenties près
Mirande , fut parfaitement guéri d'un rhumatisme
fixe aux jambes et aux lombes , moyennant quinze
bains des sources n.ᵒˢ 6 et 2 de Pinac. — Marie
Laborie, de Saint-Gaudens , était atteinte de très-
vives douleurs rhumatismales dans tous ses mem-
bres ; vingt bains au n.ᵒ 6 de Pinac , l'en délivrèrent
entièrement. — Jean Bordes fils , du lieu de Bazian
près Vic-Fezensac, âgé de 9 ans , fut délivré des vives
douleurs qu'il ressentait au genou , moyennant douze
bains. — Marie Lafontaine, de Labastide en Béarn ,

fut guérie des douleurs rhumatismales qu'elle avait au bras, à la cuisse et à la jambe du côté droit, moyennant dix bains de Pinac. — Le sieur Cazaux, homme de loi, de Campan, fut délivré, moyennant dix-neuf bains de Pinac, d'une douleur de sciatique qui s'étendait depuis la partie supérieure de la cuisse droite, jusques à la partie inférieure et antérieure de la jambe. — Le sieur Camor, maître d'école à Bagnères, après avoir fait usage pendant quelque temps de l'eau de la fontaine sulfureuse de Pinac, coupée avec de l'eau d'orge, se trouva beaucoup soulagé d'une oppression de poitrine et d'un atshme dont il était atteint. — Le sieur Riguepel, de Bourdettes en Béarn, fut parfaitement guéri d'une douleur rhumatismale qu'il avait au bras gauche, des douleurs aux lombes, et des coliques avec des douleurs d'estomac ou avec des accès de fièvre, moyennant dix bains et l'usage des eaux sulfureuses de Pinac. — Marie Domec, de Neuilh, âgée de 50 ans environ, était atteinte de dartres au bras et au col ; trois bains de Pinac, avaient considérablement diminué cette éruption : mais elle ne put continuer ses remèdes, ayant été obligée de se retirer. — Jacques Lhez, d'Asté, fut guéri d'un atshme avec douleur oppressive de la poitrine, par la boisson de l'eau de la fontaine sulfureuse de Pinac. — Le sieur Sarrabeyrouse, de Luc, sujet à l'atshme, a été fort soulagé par la boisson de l'eau et les bains de la fontaine sulfureuse. — Le sieur Baylac négociant, de Campan, affligé d'une palpitation de cœur et difficulté de respiration habituelles ; un court usage de l'eau sulfureuse en boisson, le soulagea considérablement. — Jeanne Detpla, de Campan, avait ses hanches et ses cuisses entièrement meurtries par un fâcheux accident ; elle se trouva parfaitement guérie, après quatre bains de la source n.º 6 de Pinac. — François Lyonnés, porte-faix de Bordeaux, pouvait à peine se remuer en traînant ses jambes, dont les extrêmités inférieures étaient paralysées, au point qu'elles étaient sans sentiment ; seize bains du n.º 2 de Pinac, suffirent pour le mettre en état de marcher aisément sans bâton. — Jeanne Dalleas, de Bagnères, âgée de 22 ans, et affligée d'une dartre au visage ; elle en fut délivrée en très-peu de temps par l'usage en boisson des eaux de la fontaine sulfureuse de Pinac, et en se lavant le visage plusieurs fois le jour avec la même eau. — Le sieur C..... était atteint, depuis trois ans, d'une gonorrhée habituelle ; trente bains au n.º 6 des eaux de Pinac, suffirent pour le rétablir dans une santé parfaite. Voyez les observations sur les eaux minérales de Pinac, imprimées l'an 6 de la république, depuis la page 10 jusques à la page 30.

P E T I T - B A I N.

ON a déjà vu ci-devant, pag. 14, une observation sur la source de l'eau du Petit-Bain. — On rapporte (disent les messieurs de Bordeu, p. 233) que les eaux de Bagnères, de la source nommée le Petit-Bain, furent salutaires à une personne affligée d'un flux céliaque.

BAIN DE CAZAUX.

LE sieur Saint-Aroman, lieutenant de cavalerie, âgé de 43 ans ou environ, d'un tempérament bilieux, ayant son bras atteint d'une humeur rhumatismale qui l'empêchait de s'en servir, trouva sa guérison au bain de Cazaux. — Un gentilhomme d'Armanhac, âgé de 40 ans, d'un tempérament sanguin, affligé d'un rhumatisme général, fut guéri au bain de Cazaux. — Le P. Lassaigne, religieux dominicain, affecté d'un rhumatisme des plus forts, qui l'avait absolument privé de l'usage de ses mains et de ses jambes, trouva son salut dans la même fontaine. Après le premier bain, il commença à marcher avec des échasses ; et après le second bain, il eut la satisfaction de les quitter, pour ne se servir que de sa béquille. — Le 16 septembre 1719, un religieux minime était accablé, depuis un an, de douleurs rhumatismales, qui disparurent par l'usage des bains de Cazaux. Bordeu, tom. 1.er, p. 185 ; et Descaunets, p. 37, 38 et 39. — Un gentilhomme du voisinage d'Auch, affligé d'un rhumatisme général, eut la satisfaction de s'en voir délivré, après avoir usé des bains de Cazaux pendant trois semaines. Descaunets, p. 67.

BAIN DU FOULON.

UN soldat aux gardes-valonnes, âgé de 32 ans, d'un tempérament bilieux, et couvert presque par tout le corps d'une dartre qui lui rongeait la peau, et un mendiant attaqué d'une teigne affreuse, furent guéris par les eaux du bain du Foulon, qui passent pour spécifiques pour les maladies de la peau. Bordeu, tom. 1.er, p. 277 ; et Descaunets, p. 24 et 25. — Un officier, âgé de 28 ans, d'un tempérament bilieux, chargé de dartres aux mains, qui lui en ôtaient l'usage, et qui les lui rendirent presque semblables à celles d'un lépreux, fut radicalement guéri dans trois semaines, par l'usage des eaux du Foulon. Descaunets, p. 24.

BAINS DE LAGUTIÈRE.

LES sources de Lagutière furent découvertes en 1718 et 1719, par M. Lagutière, prêtre. Ces deux sources ensemble ne formaient qu'un lac ; on se contenta d'y faire baigner les pauvres jusqu'en 1742, que le sieur Dumoret, avocat du roi, devint propriétaire du local. Il fit séparer les deux sources, et y fit construire deux bains, qui sont aujourd'hui fort en vogue ; cependant je n'ai pas trouvé dans Descaunets, dans Bordeu, ni autre part, aucune observation authentique sur les effets de ces bains, qui pût être rapportée, quoiqu'il soit très-positivement vrai qu'ils opèrent des guérisons.

BAINS DE LANNES.

L'usage des eaux et des bains de Lannes procurèrent une parfaite guérison à une jeune fille de la vallée d'Aure, attaquée depuis deux ans d'une kakexie. Descaunets, pag. 56, et Bordeu, p. 200.— Un marchand, âgé de 26 ans, d'un tempérament flegmatique, attaqué de la même maladie, rétablit sa santé par l'usage des mêmes eaux et bains. — Un gentilhomme, d'un tempérament flegmatique et d'un âge avancé, attaqué d'une pituite qui le tourmentait sans relâche, rendit hommage aux eaux de Lannes, en avouant qu'il ne se serait jamais attendu à une guérison si prompte. — Enfin, une femme, que les vapeurs réduisaient plusieurs fois l'année à la dernière extrémité, trouva sa guérison dans les eaux de Lannes. Descaunets, pag. 21 et 22.

BAINS DE FORGUE,
AUJOURD'HUI DE LASSERRE.

Le baron de....., âgé de 28 ans ou environ, usa des bains doux de Lasserre, et dans très-peu de temps, il eut la satisfaction d'en ressentir les effets, en rendant une grande quantité de sable avec des petites pierres, ce qui le soulagea beaucoup. Descaunets, pag. 5 et 6. — Au commencement du mois de mai 1717, un gentilhomme de Marmande, pratiqua les eaux et les bains doux de la même fontaine, qui produisirent en lui les mêmes effets. *Ibidem,* pag. 6. — Les mêmes eaux et bains firent rendre une quantité prodigieuse de pierres à un Jésuite, âgé de 55 à 60 ans. *Ibid.*, pag. 6. — L'an 1743, les mêmes eaux produisirent le même effet sur deux personnes, dont l'une rendit une pierre de la grosseur d'une noisette, et l'autre en jeta une dont la grosseur surpassait celle d'un pois des plus grands. *Ibidem*, pag. 7. — En 1717, une fille nommée Marguerite, de la vallée de Barethous, affligée depuis deux ans de pâles-couleurs, en fut délivrée par les eaux et les bains doux de Lasserre. *Ibid.*, pag. 7. — Le sieur Labaule chirurgien, âgé de 29 ans, d'un tempérament bilieux, atteint d'une jaunisse générale, en fut délivré, contre son attente, par l'usage des bains et des eaux de Lasserre. *Ibidem*, pag. 7 et 8. — En 1719, un lieutenant de dragons, âgé de 34 ans, d'un tempérament sanguin, sujet depuis deux ans à une suppression des hémorroïdes, dut sa guérison aux mêmes eaux et bains de Lasserre. Descaunets, pag. 7, et Bordeu, pag. 140. — Les eaux de la même fontaine produisirent un pareil effet sur un religieux bénédictin, affligé d'un flux hémorroïdal. Descaunets, pag. 8. — Les mêmes eaux et bains firent disparaître en peu de temps une palpitation de cœur et un mouvement extraordinaire et irrégulier qui désolaient une religieuse bénédictine, d'un tempérament sanguin, âgée de 28 ans. Descaunets, pag. 9, et Bordeu, pag. 160. — Un homme des environs de Marciac, âgé de 42 ans, d'un tempérament sanguin et une demoiselle de même tempérament, âgée de 29 ans, atteints l'un et l'autre d'un mal de tête, provenant d'une tention violente des fibres, furent guéris par les bains doux de Lasserre. Descaunets, pag. 9. — Une paysanne des environs de Bagnères, tourmentée par des convulsions épileptiques, fut guérie par l'usage des bains et des eaux de la même fontaine. *Ibidem*, pag. 10. — Une dame de Nerac, et un de ses domestiques guérirent à la fois, la dame d'une torture bouche, et le domestique d'une convulsion au bras, au bain de Lasserre. *Ibidem*, pag. 41. — Le sieur archiprêtre de Bagnères, se trouvant attaqué d'une colique néphrétique qui lui causait des douleurs extrèmes, et presque continuelles, reconnut que l'usage fréquent des eaux de la fontaine de Lasserre, était l'unique remède pour sa maladie. *Ibid.*, pag. 65. — Un homme mélancolique, robuste, était sujet à un flux hémorroïdal, dont la suppression lui causa lictère noir. Il en fut délivré par la boisson de l'eau de la fontaine de Lasserre. Bordeu, tom. 1.er, pag. 136 et 137. — Les eaux et les bains de Lasserre rendirent dans 20 jours, la santé à une fille de 26 ans, qui se plaisait à courir au point du jour sur les prés couverts de rosée pour se rafraichir, elle avait perdu ses règles, elle ne mangeait plus ; elle fut attaquée de faiblesse de maux d'estomac et d'un mal-aise général. *Ibidem*, pag. 142. — Les eaux de Lasserre et celles de Salut, entraînèrent une grande quantité de sables de la

vescie d'une jeune fille hystérique et affligée de douleurs néphrétiques. — Un homme de 40 ans et d'une
compléxion sèche et bilieuse, atteint d'une douleur
de reins , se délivrait tous les ans , par les voies
urinaires de plusieurs calculs par l'usage des eaux
de la fontaine de Lasserre. *Ibidem*, pag. 160.

FONTAINE-NOUVELLE.

LA Fontaine-nouvelle , près le bain chaud appelé
bain des hommes, est une des sources qui ont été
dernièrement découvertes à Bagnères. Elle a de par-
ticulier sur toutes les autres, que ses eaux n'ont aucun
dégoût des minéraux. Cette fontaine appartient à la
ville ; elle a resté long-temps découverte ; personne
que je sâche n'a recueilli ses effets merveilleux, qui
sont en grand nombre pour les publier par la voie
de l'impression. Le sieur Descaunets avoue qu'il n'en
connaît aucun ; mais qu'une infinité de gens qui l'ont
pratiquée pendant l'année de la découverte, s'en louent
beaucoup. Les MM. de Bordeu, qui n'ont publié leur
ouvrage que 30 ans après Descaunets, n'en parlent pas;
mais personne n'ignore que ce n'était point pour accré-
diter les eaux de Bagnères, que ces messieurs ont écrit.

EAUX DU PRÉ.

UN homme bilieux, tourmenté par des coliques
violentes avec des maux de têtes et des reins insupportables, fut guéri par les eaux des fontaines de
Salut et du Pré, dont il usa en boisson et en bain.

Bordeu , pag. 139. — Un paysan du Béarn , d'un tempérament bilieux, attaqué depuis deux ans d'un hoquet si violent qu'il ne lui laissait presque point la liberté de parler, en fut guéri par le long usage en boisson des eaux de la fontaine du Pré. Descaunets , pag. 17 , et Bordeu , pag. 157. — Boudelois tonnelier, avait perdu l'appétit pour avoir trop mangé, au point que pendant deux ans il se trouva dégoûté de toutes sortes d'alimens. Les eaux du Pré firent disparaître ce dégoût. Descaunets , pag. 14. — Une jeune fille du Béarn, âgée de 15 à 16 ans, rétablit son appétit dépravé , par l'usage en boisson des eaux du Pré pendant 5 jours seulement. *Ibidem* , p. 15.— Les mêmes eaux rétablirent en moins de 3 semaines l'estomac d'une religieuse fontébriste , âgée de 28 ans, sujette à des nausées très-fâcheuses. *Ibid.*, p. 15.— Un jeune religieux recolet qui éprouvait une amertume à la bouche, et un cordelier, âgé de 37 ans., d'un tempérament bilieux , affligé d'une puanteur de bouche insupportable, en furent délivrés l'un et l'autre par la boisson de l'eau de la même fontaine. Descaunets, pag. 15 et 16, et Bordeu, pag. 169.— Les mêmes eaux soulagèrent promptement un officier d'infanterie , dont la digestion se faisait avec une trop grande précipitation. Descaunets, pag. 16. — Une jeune fille Béarnaise, d'un tempérament bilieux, avait presque entièrement perdu l'usage de la voix; elle la recouvra par la boisson des eaux de la fontaine du Pré. Descaunets, p. 17, et Bordeu, p. 167. — Une dame de Nérac, âgée de 43 ans, d'un tempérament chaud et sec, affligée d'une incommodité fâcheuse, trouva sa guérison dans les eaux de la même fontaine. Descaunets, p. 16 et 17. — Un frère de la charité, d'un tempérament sanguin, fut délivré par les eaux de la même fontaine d'une lienterie qui l'incommodait beaucoup. *Ibidem*, p. 17. — Le sieur Ceré, marchand de Toulouse, laissa en partant de Bagnères, les vers suivans au propriétaire du bain du Pré :

Dieu fit, à mon gré,
L'heureux bain du Pré.
Je marchais avec peine ;
Mais dans treize bains,
Mes pieds ni mes mains
N'ont rien plus qui les gêne... *Descaunets*, p. 66.

Une personne, attaquée d'une fistule lacrimale, but pendant quelques jours les eaux du Pré pour rafraîchir son sang, et obtint ensuite la guérison de son incommodité par l'injection de l'eau de la même source. Descaunets, p. 78. — Une jeune fille dont les gencives s'étaient fort gonflées, et qui salivait beaucoup, fut délivrée de toutes ces incommodités par la boisson des eaux de la fontaine du Pré. Bordeu, p. 169. — Une femme fort grasse, âgée de 40 ans, ayant cessé d'être réglée, fut atteinte d'une incommodité humiliante, quoique sans douleur ; elle en guérit par l'usage des eaux de la fontaine du Pré et par les demi-bains et douches de St.-Roch. *Ibid.*,

p. 195 et 196. — Les eaux de la fontaine du Pré guérirent un crachement abondant, ou flux de gorge pituiteux. *Ibidem*, p. 205.

M.ʳ le duc de Chartres ne pouvait marcher, en arrivant à Bagnères, qu'à l'aide de ses échasses ; et comme il dut sa prompte guérison aux eaux salutaires du bain du Pré, il lui fit ses adieux en partant, par les vers suivans, gravés en lettres d'or sur une épaisse ardoise, cramponnée sur la muraille à côté droit de la porte du bain en y entrant :

> Adieu cher bain du Pré, adieux je me retire,
> Charmé par tes bienfaits je vais prendre ma lire,
> Pour chanter tes vertus propres à tant de maux,
> Pour te donner le nom de la reine des eaux.
> Oui : mon aimable Pré tu prolonges la vie ;
> Oui ; je dois aujourd'hui, sans nulle flatterie,
> Publier tes bontés, dire à tout l'univers,
> Que ton eau peut guérir de mille maux divers.
> Il est donc très-certain que du Pô jusqu'au Tage
> Tout Ea, même le vin devrait te rendre hommage.

Gravé d'après l'original 1774.

BAIN DU GRAND-PRIEUR.

Une veuve et un forgeron furent guéris l'un et l'autre d'un catarre chaud qui les fatiguait depuis plusieurs années, par un long usage en boisson des eaux de la fontaine du Prieur. Descaunets, p. 23, et Bordeu, p. 160.—Le juge d'Arzac, âgé de 42 ans, d'un tempérament délicat, chaud et sec, ne voulut jamais prendre d'autres eaux que celles du Prieur,

(30)

fondé sur l'expérience, qu'elles lui avaient été favorables toutes les fois qu'il en avait usé. Descaunets,
pag. 23.

BAIN DE LA REINE.

Une jeune fille avait entièrement perdu, depuis un
mois, l'usage de la parole et de la voix à la suite d'une
fièvre putride, qui la laissa languissante et fort triste.
Les eaux des fontaines de la Reine en boisson, et de
Salies en gargarisme, après 7 à 8 jours d'usage, lui
firent prononcer distinctement quelques mots, et la
continuation du même traitement lui rendit entièrement la parole. Bordeu page 167. — Un homme
d'une complexion assez robuste, devint enflé de tout
le corps après des accès de fièvre. Il fut guéri par
l'usage des eaux de la source de Théas et de la
fontaine de la Reine. *Ibidem*, page 200. — Une
femme fut affligée d'une migraine dont les retours
étaient constamment précédés d'une absolue constipation de ventre. Elle trouva sa guérison en buvant
le matin les eaux de la Reine, et celles de Salut
pendant le jour. *Ibidem*, page 171. — Les eaux de
la fontaine de la Reine guérirent un diabetès. *Ibid.*,
pag. 206.

BAINS DE SAINT-ROCH.

On a regardé de tous les temps les eaux du bain
de Saint-Roch, comme spécifiques pour les duretés
d'oreilles, et certaines espèces de surdités. Prises en
boisson et en injection. Bordeu, pag. 175, et Des-

eaunets, p. 79. — La comtesse de Prélade, n'ayant point d'enfans, après 8 ans de mariage, et désespérant d'en avoir, se rendit à Bagnères en 1716, et après avoir pris 7 ou 8 bains à la fontaine de Saint-Roch, elle eut la satisfaction d'avoir des marques de fécondité. Descaunets, pag. 35 et 36. — Une jeune femme basquaise se trouvant dans le même cas, fit le même remède, et le succès répondit à son attente. *Ibidem*, pag. 36. — Un jeune homme, âgé de 22 ans, d'un tempérament pituiteux, qui éprouvait une faiblesse dans les jambes, et dont la mémoire s'était rendue ingrate depuis peu de temps, fut guéri du mal des jambes par l'usage des bains de St.-Roch, et les douches de la même eau sur la tête lui rétablirent la mémoire. *Ibidem*, pag. 36. — Mlle de Guillarsau, de Chalosse, ayant appris, sept ans après son mariage, que les bains de St.-Roch étaient propres à disposer à la fécondité, vint à Bagnères pour en profiter : elle reconnut six mois après son retour, qu'on ne l'avait pas trompée. *Ibidem*, p. 66 et 67.—Une femme fort grasse, et cachectique, âgée de 40 ans, ayant cessé d'être réglée, contracta une maladie humiliante que les demi-bains et les douches de la source de St.-Roch, et les eaux de la fontaine du Pré, prises en boisson, firent disparaître dans l'espace de 20 jours. Bordeu, pag. 195 et 196. —Un vieillard hémiplégique reçut du soulagement à la jambe, et non au bras, des eaux de la fontaine de St.-Roch. Bordeu, pag. 245.

BAIN DU ROCH-DE-LANNES.

UN homme attaqué d'une sciatique qui le désolait, en fut délivré par les bains du Roch-de-Lannes. Bordeu, pag. 185. — Le S.ʳ Futel, lieutenant de drangons, fut guéri en 1719, par 8 bains qu'il prit au Roch-de-Lannes d'une violente sciatique dont il était atteint. Descaunets, pag. 39. — Une domestique de Pontac, recouvra la faculté de marcher qu'elle avait perdu par la chûte d'une charrette chargée de sable qui se renversa sur elle, après avoir pris quelques bains au Roch-de-Lannes. *Ibidem*, p. 40. — Un fermier trouva dans le même bain sa guérison d'une sciatique dont il était tourmenté et qui le faisait beaucoup souffrir, sur-tout lorsqu'il était au lit. *Ibidem*, p. 40. — L'abbé Tapie, promoteur du diocèse d'Auch, attaqué d'une sciatique très-fâcheuse, en fut délivré par le seul usage des bains du Roch-de-Lannes. *Ibidem*, p. 67.

FONTAINE DE SALIES.

LES eaux de la fontaine de Salies en gargarisme, et celles de la Reine en boisson, guérirent parfaitement une jeune fille qui avait perdu l'usage de la voix et de la parole à la suite d'une fièvre de pourriture, qui la laissa en outre languissante et fort triste. Bordeu, pag. 167. — Les mêmes eaux de Salies firent disparaître un flux de bouche opiniâtre. *Ibidem*, pag. 206.

EAUX

EAUX DE SALUT.

Un gentilhomme du haut Armagnac, âgé d'environ 42 ans, d'un tempérament bilieux, dévoré d'une grande chaleur au foie, en fut extrêmement soulagé par l'usage des eaux de Salut. Descaunets, au lieu cité, pag. 19. — Un soldat aux gardes-françaises, âgé de 24 ans, rempli d'obstrusions au foie, à la rate et au mésentère, en fut délivré par les eaux de Salut. *Ibidem*, p. 19. — Un marchand de Bayonne, âgé de 34 ans, d'un tempérament fort chaud et fort sec, fut guéri d'une vive chaleur d'entrailles et d'une rougeur aux yeux, par l'usage des eaux de Salut. *Ibidem*, pag. 19 et 20 ; et Bordeu, pag. 176. — Un avocat affligé d'une chaleur d'entrailles, qu'il s'était attiré par une trop grande assiduité à son travail, trouva dans peu de jours la guérison dans les eaux de Salut. Descaunets, p. 20. — En 1720, un théologien, âgé de 42 ans, d'un tempérament atrabilaire, qu'une trop grande application à l'étude lui avait procuré avec une mélancolie des plus noires, qui lui faisait fuir toutes les compagnies, fut promptement guéri par les eaux de Salut. Descaunets, pag. 20 ; et Bordeu, p. 40. — Un religieux bénédictin, d'un tempérament chaud et sec, se trouva si constipé que sa maladie allait devenir des plus sérieuses, si les eaux de Salut ne l'eussent tiré d'affaires. Descaunets, pag. 21. — Un banquier de Bayonne, âgé de 52 ans, d'une constitution mollasse, dont les jambes et les cuisses étaient enflées, trouva sa guérison dans les eaux de Salut. Descaunets, pag. 21 ; et Bordeu , pag. 199. — Le sieur Gachet , chirurgien-major du Cap-Français St.-Domingue ; arriva à Bagnères en 1716, affligé d'un ulcère au col de la vessie. Il en fut délivré par l'usage des eaux de Salut. Descaunets , pag. 66. — Il y a long-temps que les eaux de Salut ont été employées avec succès dans la strangurie et la dysurie. Aujourd'hui, on est essuré par l'expérience, que toutes nos eaux guérissent les diverses affections de la vessie et des parties environnantes , ou que du moins elles les dénuent beaucoup. Bordeu , pag. 208. — Un homme, âgé d'environ 38 ans, maigre et sec, fut peu-à-peu attaqué d'une jaunisse qui ne lui causait qu'un certain dégoût, dont le progrès se faisait lentement. Les eaux de Salut lui rendirent l'appétit au bout d'environ trente jours, en rétablissant l'ordre dans les mouvemens du foie. *Ibidem*, pag. 136. — Un homme bilieux accablé par de coliques violentes , des maux de tête et des reins insupportables , fut radicalement guéri par les eaux de Salut et du Pré, dont il usa en bains et en boisson. *Ibidem*, pag. 139. — Un homme , âgé de 40 ans, devenu mélancolique au point que la vie et le commerce de ses semblables lui étaient à charge ; il ne trouvait de tranquillité d'esprit que dans une profonde et continuelle solitude. Les eaux de la fontaine de Salut le rétablirent en parfaite santé. *Ibidem*, pag. 148. — Une femme, contracta une migraine, dont les retours étaient constamment précédés d'une

constipation absolue du ventre. Elle trouva sa guérison dans les eaux de Salut, bues pendant la journée,
et dans celles de la Reine, bues le matin. *Ibidem*,
pag. 171.—Les eaux de Salut et de Lasserre, entraînèrent une grande quantité de sables de la vessie,
dans une jeune fille hystérique et affligée de violentes
douleurs néphrétiques. *Ibidem*, pag. 277.

BAINS DE THÉAS.

UN gentilhomme, âgé de 46 ans, d'un tempérament flegmatique, fut attaqué de paralysie. Il prit
les bains de Théas avec un succès si heureux qu'il
fut en état de se retirer à cheval. — Un capitaine de
cavalerie, d'un tempérament flegmatique, fut atteint
d'une incommodité pareille à la précédente, qui le
mit hors d'état de pouvoir marcher ni écrire, il
employa le même remède, et se retira avec un égal
succès. — Une religieuse ursuline de la Rochelle,
âgée de 28 ans, d'un tempérament sanguin, fut
attaquée d'une paralysie qui excitait la compassion
de tous ceux qui la voyaient. Neuf à dix bains de
Théas la mirent en état de marcher avec sa canne.
Descaunets, pag. 37; et Bordeu, pag. 245. — Un
homme d'une complexion assez robuste, devint
enflé de tout le corps, après des accès de fièvre, il
fut guéri par les eaux de la source de Théas, et
celles de la source de Lasserre. Bordeu, pag. 200.—
Un gantier d'Auch, paralysé de la moitié de son corps,
après une attaque d'apopléxie, fut guéri par l'usage
des seules eaux de Théas. Descaunets, pag. 67.

LES propriétaires des bains de Bagnères, doivent s'être aperçus de l'opinion défavorable qu'on a injustement répandu, depuis quelques années, sur leurs eaux minérales : leur efficacité précédemment reconnue et attestée par des guérisons nombreuses, semble avoir été éclipsée par l'efficacité des eaux de Barèges, de Saint-Sauveur et de Cauterez. On a dit que les eaux de Bagnères étaient trop faiblement minéralisées, pour pouvoir produire des effets bien salutaires. Cependant, si chaque année, des effets très-salutaires et très-marqués sont produits, il faut bien que l'on se trompe dans le jugement que l'on porte sur les eaux de Bagnères. Pour être juste, il faut avouer qu'il paraît que les eaux de Barèges, de Saint-Sauveur et de Cauterez, sont plus fortes, plus gazeuses, plus abondantes que celles de Bagnères, en certains principes minéraux ; mais il faut ajouter que les eaux de Bagnères, contiennent plus abondamment certains autres principes, tels que le sulfate de chaux ; que certaines maladies peuvent donner spécialement le besoin des eaux de Bagnères; comme les bains de Barèges, de Saint-Sauveur, de Cauterez peuvent être plus spécialement favorables à la guérison de certaines autres maladies. Il faut dire encore, qu'en admettant la possibilité que les eaux de Barèges, Saint-Sauveur et Cauterez contiennent plus abondamment que les eaux de Bagnères, les produits de la décomposition des pyrites, ce n'est point une raison de refuser aux eaux de Bagnères, toute efficacité, c'est même une raison qui, dans certains cas , doit les recommander davantage. En effet, l'art de la médecine consiste beaucoup dans l'art de doser les remèdes ; il est des maladies que l'on peut guérir par des eaux d'une activité moindre, telles que celles de Bagnères , et que l'on aggraverait par les eaux d'une grande activité , telles que les eaux de Barèges. La guérison d'une maladie est un exercice de la nature ; et tout exercice, pour être salutaire , doit être fait à la mesure convenable; il doit de plus être préparé par gradations. L'application subite d'un remède violent, est presque toujours funeste , il faut ménager et adoucir cette application.

Ainsi, les eaux de Bagnères peuvent guérir et guérissent en effet, des maladies que d'autres eaux ne guériraient pas ; et de plus, elles sont utiles , nécessaires même pour préparer, et en suite consolider les heureux effets des eaux de Cauterez, St.-Sauveur et Barèges.

Il est très-vraisemblable que l'on se trompe , lorsqu'on dit que les principes gazeux qui distinguent les eaux de Barèges, sont absolument étrangers à la composition des eaux de Bagnères. Plusieurs observations prouvent le contraire :

1.° Les eaux de Salut ont répandu très-sensiblement, l'année dernière , une odeur exactement semblable à celle des eaux de Barèges et de St.-Sauveur; on leur trouvait aussi le même goût ; elles étaient également douces et onctueuses au toucher. (1) Cette

____

(1) Cette découverte m'a été communiquée par un observateur très-éclairé qui la faite lui-même.

similitude était l'effet de la séchéresse si longue et si forte, qui a distingué l'année dernière. Elle se présentera plus ou moins tous les étés, vers la fin des chaleurs. On peut en conclure avec évidence, que les procédés de la nature, lorsqu'elle compose les eaux de Salut, sont les procédés qu'elle suit lorsqu'elle compose les eaux de Barèges ; seulement dans l'état ordinaire, les sources minérales de Salut, sont plus mélangées des sources d'une eau pure et étrangère, qui viennent étendre sur un plus grand volume, les produits minéraux. Les environs de Bagnères sont d'une abondance en sources d'eau pure ; lorsque celles-ci sont taries, en tout ou en partie par la séchéresse, l'alliage ne se fait plus, ou s'affaiblit.

2.º Comment ne pas supposer dans le sein de la terre, aux foyers des eaux de Salut, de grands dépôts de pyrites, lorsqu'on en trouve par-tout à la surface de la terre, aux environs de ce lieu ? Si l'on examine la roche schisteuse et calcaire, que l'on exploite depuis long-temps dans la montagne qui domine Salut, et d'où l'on tire à-la-fois un marbre grossier, et une sorte de pierre cariée, que l'on nomme vulgairement *pierre morte*, on verra des pyrites incrustées, en nombre considérable dans tous ces genres de pierres, avec cette circonstance remarquable, que les pyrites contenus dans la pierre morte sont entièrement décomposées, ne font plus effervescence avec l'acide nitreux, tandis que les pyrites contenues dans les pierres vives, sont elles-mêmes très-vives et capables de tous les phénomènes pyriteux. Or, toutes les

apparences extérieures , et sur-tout un état singuliè-
rement humide , démontrent que l'eau , sans doute ,
attirée et retenue par l'argile , est le dissolvant qui
décompose la pyrite , et fait du schiste le plus dur ,
une pierre morte et friable. Le même effet doit se
reproduire en grand dans le sein de la terre , au foyer
des eaux minérales de Bagnères. Aussi , un célèbre
naturaliste, dans un mémoire, lu à l'institut national ,
reconnaît que les montagnes qui environnent Bagnères , sont principalement composées d'une pierre
calcaire compacte « qui est fort remarquable par la
« multitude des cavités de toutes grandeurs ; et de
» toutes formes , dont la substance est criblée. Il est
» évident , ajoute-t-il , que ces cavités ont renfermé
» autrefois des matières plus décomposables , et des
» observations directes prouvent que c'étaient des
» sulfures de fer. Il y éxiste encore de grands dépôts
» de cette nature , les uns intacts , les autres en état
» de décomposition actuelle. »

C'est de ceux-ci que les eaux de Bagnères tirent
et leurs principes , et leur chaleur très-considérable.
Cette chaleur ne peut être expliquée que par l'infusion
des principes que produit la décomposition mutuelle
de l'eau et des pyrites ; malgré l'autorité du savant
observateur , dont nous venons de rapporter les ex-
pressions , on est porté à penser que si les eaux de
Bagnères ne traversaient point le foyer même , d'où
leur chaleur procède , si elles ne s'imprégnaient , pour
ainsi dire , que d'une chaleur latérale et extravasée ,

elles ne pourraient être échauffées au point de faire monter, quelques-unes, le thermomètre, jusques à 48 degrés.

L'opinion défavorable qui a fait descendre depuis quelque temps les eaux de Bagnères de leur ancienne réputation, tient peut-être à une cause flatteuse pour le pays même de Bagnères. Les hommes ont un penchant naturel à exalter les avantages des lieux et des choses qui, sous d'autres rapports, n'ont point obtenu les faveurs de la nature. Barèges est dans une situation aride, presque hideuse ; ses eaux minérales sont toute sa fortune ; il était naturel qu'on la fît beaucoup valoir ; il n'est pas au contraire de pays plus agréable, que celui de Bagnères ; c'est un séjour enchanteur ; il réunit tous les attraits ; la nature ne pouvait encore lui accorder des eaux salutaires, sans le traiter avec une prédilection trop prononcée ; on n'aime pas à croire à cette prédilection, parce que l'on aime à croire à la justice de la nature ; cependant, elle a traité ainsi le pays de Bagnères, elle lui a tout donné ; c'est à ses habitans à publier et à faire valoir les motifs de leur reconnaissance.

F I N.

A TARBES, chez R. LAGARRIGUE, Imprimeur, rue de la Vigilance, n.º 232.

www.ingramcontent.com/pod-product-compliance
Ingram Content Group UK Ltd.
Pitfield, Milton Keynes, MK11 3LW, UK
UKHW020048100726
13658UKWH00004B/1611